BEI GRIN MACHT SICH IHR
WISSEN BEZAHLT

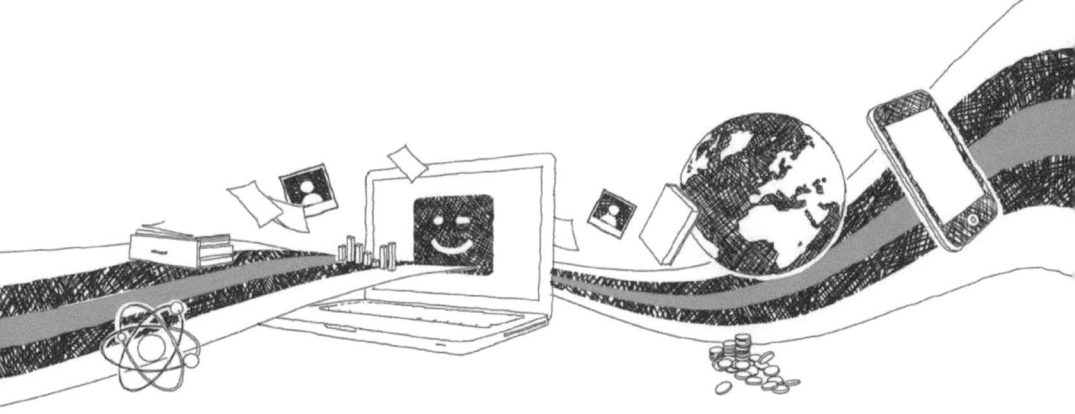

- Wir veröffentlichen Ihre Hausarbeit,
  Bachelor- und Masterarbeit

- Ihr eigenes eBook und Buch -
  weltweit in allen wichtigen Shops

- Verdienen Sie an jedem Verkauf

Jetzt bei www.GRIN.com hochladen
und kostenlos publizieren

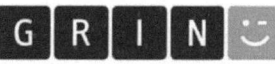

Bibliografische Information der Deutschen Nationalbibliothek:

Die Deutsche Bibliothek verzeichnet diese Publikation in der Deutschen National-
bibliografie; detaillierte bibliografische Daten sind im Internet über http://dnb.d-
nb.de/ abrufbar.

Impressum:

Copyright © 2017 GRIN Verlag, Open Publishing GmbH
Druck und Bindung: Books on Demand GmbH, Norderstedt Germany
ISBN: 9783668452114

Dieses Buch bei GRIN:

http://www.grin.com/de/e-book/366387/pruefbericht-ergotherapie-fuer-die-prakti-
sche-institutionspruefung-im-neurophysiologischen

Stefan Wolff

Prüfbericht Ergotherapie für die praktische Institutions- prüfung im neurophysiologischen Fachbereich. Störung der Fein- und Graphomotorik

GRIN Verlag

GRIN - Your knowledge has value

Der GRIN Verlag publiziert seit 1998 wissenschaftliche Arbeiten von Studenten, Hochschullehrern und anderen Akademikern als eBook und gedrucktes Buch. Die Verlagswebsite www.grin.com ist die ideale Plattform zur Veröffentlichung von Hausarbeiten, Abschlussarbeiten, wissenschaftlichen Aufsätzen, Dissertationen und Fachbüchern.

Besuchen Sie uns im Internet:

http://www.grin.com/

http://www.facebook.com/grincom

http://www.twitter.com/grin_com

Prüfbericht für die praktische Institutionsprüfung im neurophysiologischen Fachbereich

Inhaltsverzeichnis

1. Beschreibung des Krankheitsbildes

1.1 Krankheitsbild

Bei Anna besteht eine Entwicklungsstörung der Fein- und Graphomotorik (F82.1V), sowie eine Störung der Wahrnehmung und Wahrnehmungsverarbeitung.

1.2 Definition „Störung der Fein- und Graphomotorik"

Eine Störung der Fein- und Graphomotorik zählt im Allgemeinen zu den umschrieben Entwicklungsstörungen motorischer Funktionen. Die ICF F82 kategorisiert die Entwicklungsstörungen in die nachfolgenden Unterkategorien und unterscheidet zwischen den einzelnen Entwicklungsstörungen der Grobmotorik (F82.0), Fein- und Graphomotorik (F82.1), Mundmotorik (F82.2) sowie nicht näher bezeichneten motorischen Funktionen (F82.9).[1]

Bei den oben genannten umschriebenen Entwicklungsstörungen der Fein- und Graphomotorik handelt es sich um Störungen der gezielten und koordinierten Bewegungen, die sich beispielsweise in der Fingergeschicklichkeit, in der Mimik und in der Mundmotorik zeigen. Besonders die Graphomotorik ist ein wichtiger Bestandteil der Feinmotorik. Die Graphomotorik setzt sich aus den Aspekten der Stifthaltung, des Schreibflusses, der Kraftdosierung und der Körperschreibhaltung zusammen. Von einer umschriebenen Entwicklungsstörung der Fein- und Graphomotorik kann ausgegangen werden, wenn bei einem Kind dieser bestimmte Bereich der körperlichen und geistigen Entwicklung gegenüber gleichaltrigen Kindern verzögert ist. Es handelt sich hier also um eine Teilleistungsstörung. Die oben beschriebenen Verzögerungen müssen immer im Kleinkindalter beginnen und nicht durch eine Intelligenzminderung oder neurologische Störungen erklärbar sein.[2]

1.2.1 Ursachen

Die Ursachen für eine Entwicklungsstörung der Fein- und Graphomotorik sind weitestgehend unbekannt. Allerdings lässt sich festhalten, dass keine erkennbare Läsion des zentralen Nervensystems oder des peripheren Nervensystems vorliegt.[3] Mögliche Einflussfaktoren sind Störung der Embryonalentwicklung im Mutterleib, Krankheiten der Mutter während der Schwangerschaft, Geburtskomplikationen oder Hirnerkrankungen in der Kindheit. Ebenfalls kann die familiäre Disposition (sog. Mangel an motorischer Begabung) Einfluss auf die Krankheitsentstehung haben. Spezifische Störungen im Bereich der Perzeption, insbesondere einer Störung der Propriozeption (Tiefenwahrnehmung) aber auch eine Störung der taktilen Wahrnehmung. Durch die mediengeprägte Freizeitgestaltung von Kindern, zeigt sich aktuell ein Bewegungsmangel bzw. eine allgemeine „Inaktivität" bei Kindern. Dies lässt sich

---

[1] Vgl. Becker, Walkenhorst. 2009, S. 135.
[2] Vgl. Internet: DIMDI Deutsches Institut für Medizinische Dokumentation und Information.
[3] Vgl. Axtmann. 2007 et al., S. 95 f.

durch die Beschäftigung mit Computerspielen oder ähnlichen Motorik reduzierten Freizeitaktivitäten erklären. Dies hat zunehmend einen Einfluss auf die Fein- und Graphomotorik.[4]

1.2.2 Risikofaktoren

Eine umschriebene Entwicklungsstörung der Fein- und Graphomotorik stellt ein höheres Risiko dar, da das betroffene Kind im weiteren Verlauf der Störung erhebliche Schwierigkeiten in der Schule, aber auch in anderen Bereichen des alltäglichen Lebens bekommen kann. Nicht selten entwickelt sich aufgrund der Entwicklungsverzögerung eine Hyperaktivität oder andere Verhaltensauffälligkeiten.[5]

1.2.3 Epidemiologie

Bei 4 – 6 % aller Kinder ist mit einer motorisch umschriebenen Entwicklungsstörung zu rechnen. Auffallend ist, dass Jungen häufiger betroffen sind als Mädchen. Das Verhältnis liegt bei zwei zu eins. Das Entstehen einer motorisch umschriebenen Entwicklungsstörung ist unabhängig von kulturellen, ethnischen oder sozioökonomischen Einflüssen.[6]

1.2.4 Mögliche Symptome auf Ebene der Körperfunktionen (ICF)

Kinder die unter einer Störung der Fein- und Graphomotorik leiden, können einen Stift meist nicht korrekt im Dreipunktgriff halten. Stattdessen halten die Kinder den Stift im Pfötchen- oder Faustgriff.[7]

Ebenfalls zählt die Tonusstörung zu den möglichen Symptomen der Fein- und Graphomotorik. Dies macht sich dadurch bemerkbar, dass die Kinder in der Regel ihre Kraftdosierung nicht adäquat einschätzen können. Dabei ist der Tonus entweder zu niedrig (Hypotonie) oder zu hoch (Hypertonie) oder auch wechselnd. Bei der Hypotonie zeigt sich bei den Kindern häufig, dass diese keine aufrechte Sitzposition beim Schreiben einnehmen und halten können. Im Gegensatz dazu ist bei der Hypertonie auffällig, dass die Kinder mit dem Stift das Papier durchdrücken. Hierbei sind die Kinder aufgrund des zu hohen Muskeltonus meist nicht in der Lage, das Handgelenk beim Schreiben oder Malen über das Blatt gleiten zu lassen.[8]

Durch eine mangelnde Koordination können auch sogenannte Massenbewegungen zu beobachten sein. Die Kinder können dabei die Schreibbewegungen nicht gezielt aus dem Handgelenk oder den Fingergelenken fließen lassen. Bewegungen werden vorzugsweise aus dem Ellenbogengelenk oder dem Schultergelenk ausgeführt. Dabei ist meist zu beobachten, dass der gesamte Arm des Kindes beim Schreiben in der Luft gehalten wird und

---

[4] Vgl. Becker, Steding-Albrecht. 2006, S. 302 f.
[5] Vgl. Becker, Steding-Albrecht. 2006, S. 95 f.
[6] Vgl. Rosenkötter. 2007, S. 95.
[7] Vgl. Becker, Steding-Albrecht. 2006, S. 29.
[8] Vgl. Kisch, Pauli. 2014, S. 16 f.

nur die Spitze des Stiftes auf dem Blatt aufliegt. Andererseits kann es auch passieren, dass der Oberarm zu fest am Körper gehalten wird und dadurch eine natürliche flüssige Schreibhaltung verhindert wird.[9]

Viele Kinder halten ihr Handgelenk beim Schreiben oder Malen nicht in einer leichten Dorsalextension sondern in eine Palmarflexion. Dies führt zu einer verkrampften Schreibhaltung. Außerdem entsteht dabei ein kleiner Tunnel zwischen Handgelenk und Tisch, was zusätzlich den Schreibfluss beeinflusst.[10]

Auch die Bilateralintegration (Fähigkeit rechte und linke Körperseite gemeinsam zu koordinieren) spielt beim Schreiben eine tragende Rolle. Kinder, die Defizite in der Bilateralintegration aufweisen, sind meist nicht in der Lage ihre eigene Mittellinie im Körper zu überkreuzen. Deutlich wird dies, wenn Kinder auf der Mitte des Blattes ihre Körperposition so verändern, dass sie ihre eigene Körpermittellinie nicht kreuzen müssen oder den Stift in die andere Hand wechseln.[11]

Störungen der visuellen Wahrnehmung, wie beispielsweise eine Störung der Visuo-Motorik, eine Störung der Raum-Lage-Wahrnehmung sowie Defizite beim Unterscheiden von räumlichen Beziehungen können ebenfalls die Graphomotorik eines Kindes beeinflussen.[12]

1.2.5 Zu erwartende Auswirkungen der Erkrankung auf Ebene von Aktivitäten

Gerade die Graphomotorik zählt zu einer der wichtigsten Kompetenzen die von Kindern spätestens in der Schule erwartet wird. Im schulischen Kontext werden Störungen der Graphomotorik sehr relevant für die Kinder, da sie durch ihre ungenügende Schreibfähigkeit auffallen. Auch das Malen, Basteln oder auch das Puzzeln stellen für diese Kinder eine große Herausforderung dar. Im Alltag eines Kindes mit Störung der Feinmotorik kann es zu erheblichen Beeinträchtigungen kommen. So stellen alltäglich feinmotorische Aufgaben, wie z.B. das Binden einer Schleife oder Zuknöpfen einer Jacke, eine Herausforderung dar. Auch das gemeinschaftliche Spielen mit anderen Kindern z.B. beim Basteln kann davon beeinflusst werden. Kinder die aufgrund ihrer Verzögerung unsicher sind, ziehen sich teilweise zurück und sind beim Spielen eher ängstlich gegenüber anderen.[13]

1.2.6 Medizinische Diagnostik

Um eine umschriebene Entwicklungsstörung der Fein- und Graphomotorik zu diagnostizieren, müssen spezielle Untersuchungen vorgenommen werden. Es müssen klinische neurologische Untersuchungen mit Prüfung der motorischen Koordination und Überprüfung der spontanen Motorik durchgeführt werden. Auch eine neurologische Erkrankung muss durch

---

[9] Vgl. Kisch, Pauli. 2014, S. 17 f.
[10] Vgl. Kisch, Pauli. 2014, S. 21.
[11] Vgl. Unterrichtsmaterialen Döpfer Schulen NPBK.
[12] Vgl. Kisch, Pauli. 2014, S. 25.
[13] Vgl. Unterrichtsmaterialen Döpfer Schulen NPBK.

spezielle Untersuchungen ausgeschlossen werden. Unteranderem werden auch orthopädische Untersuchungen durchgeführt um körperliche Faktoren auszuschließen. Die Intelligenzdiagnostik spielt eine wichtige Rolle bei der Erkennung einer umschriebenen Entwicklungsverzögerung. Speziell auf die Feinmotorik bezogen, werden verschiedene Testungen durchgeführt wie z.B. ein Hand-Dominanz-Test oder ein Visual-Motor-Integration-Test.[14]

1.2.7 Medizinische Erstmaßnahmen

Um ein Kind mit einer umschriebenen Entwicklungsverzögerung der Fein- und Graphomotorik gezielt unterstützen zu können, ist der Einsatz von Ergotherapeuten von großer Bedeutung. Beispielsweise kann in der Ergotherapie durch gezielte vorbereitende Maßnahmen die Körperwahrnehmung verbessert werden. Eine gute Körperwahrnehmung stellt eine Voraussetzung für die Feinmotorik dar. Aber auch der Einsatz von Physiotherapeuten, Sozialpädagogen oder Motopäden kann für ein Kind mit einer umschriebenen Entwicklungsstörung motorischer Funktionen sinnvoll sein. Zielstellung in allen Therapien ist meist die Verbesserung der motorischen und dynamischen Balance sowie der Körperhaltung.[15]

1.3 Definition „Störung der Wahrnehmung und Wahrnehmungsverarbeitung"

Bei Wahrnehmungsverarbeitungsstörungen handelt es sich um Beeinträchtigungen in der Aufnahme, der Speicherung und der Verarbeitung von Umweltreizen und die darauf folgende Reaktion. Im Allgemeinen versteht man unter einer Wahrnehmungsverarbeitungsstörung eine Störung von Funktionen der Wahrnehmung bei normaler Intelligenz und bei ungestörten Sinnleistungen. Wahrnehmungsverarbeitungsstörungen kommen auch in Kombination mit umschriebenen Entwicklungsstörungen oder als Teil einer komplexen Entwicklungsstörung vor.[16]

Wahrnehmungsverarbeitungsstörungen können sich in folgenden Wahrnehmungsbereichen zeigen „Propriozeptives System", „Taktiles System", „Vestibuläres System", „Visuelles System", „Auditives System", Olfaktorisches System" und „Gustatorisches System".[17]

1.3.1 Ursachen

Die Ursachen für das Entstehen einer Wahrnehmungsverarbeitungsstörung sind meist unklar und können vielfältig sein. Es können angeborenen Defekte, aber auch erworbene Mängel sein, die die Wahrnehmungsverarbeitungsstörung hervorrufen. Bei Kindern liegt die Ursache häufig in einer Entwicklungsstörung, die unter anderem wegen mangelnder Förderung und Anregung durch die Bezugspersonen/Erziehungspersonen entsteht. Aber auch nicht rechtzeitig behandelte Seh- oder Hörschwächen können tiefgreifenden Einfluss auf die Wahr-

---

[14] Vgl. Axtmann et al. 2007, S. 97 f.
[15] Vgl. Axtmann et al. 2007, S. 98 f.
[16] Vgl. Nacke. 2005, S. 2.
[17] Vgl. Unterrichtsmaterialen Döpfer Schulen NPBK.

nehmungsverarbeitung haben. Besteht z.B. eine Hörschwäche über einen längeren Zeitraum oder wird diese nicht erkannt, so erleben diese Kinder mangelnde Erfahrungen bei der Wahrnehmung von alltäglichen Geschehnissen.[18]

1.3.2 Risikofaktoren

Begünstigende Faktoren für eine Wahrnehmungsverarbeitungsstörung sind unter anderem familiäre Dispositionen, Früh- und Mangelgeburtlichkeit, Hirnfunktionsschäden, Mangel an Entwicklungsreizen, psychosoziale Faktoren, und Reifungsverzögerungen.[19]

1.3.3 Epidemiologie

Aufgrund der Forschungen und Prävalenzschätzungen sind drei bis sechs Prozent der Kinder zwischen fünf und elf Jahren in der Entwicklung beeinträchtigt.[20]

1.3.4 Mögliche Symptome auf Ebene der Körperfunktionen (ICF)

Die möglichen Symptome auf Ebene der Körperfunktionen bei Menschen mit einer Wahrnehmungsverarbeitungsstörung sind vielfältig. Aufgrund dessen werde ich im folgenden Text nur die wesentlichen Symptome kurz erläutern. Beispielsweise kann es bei Defiziten im propriozeptiven System zu Körperschemastörungen (gestörte Wahrnehmung vom inneren Bild des Körpers) oder auch Somatodyspraxien (Störung der motorischen Planung) kommen. Außerdem hat die propriozeptive Wahrnehmung auch Einfluss auf die Fein- und Graphomotorik. Im taktilen, vestibulären, visuellen, auditiven, olfaktorischen und gustatorischen System kann es zu Hypofunktionen, Hyperempfinden und zu Diskriminationsstörungen (Unfähigkeit Reize zu unterscheiden) kommen.[21]

1.3.5 Zu erwartende Auswirkungen der Erkrankung auf Ebene von Aktivitäten

Die Auswirkungen auf Ebene von Aktivität und Teilhabe sind ebenfalls vielfältig. Bei Kindern mit einer Wahrnehmungsverarbeitungsstörung ist oft zu beobachten, dass sie Schwierigkeiten bei der Interaktion mit anderen Kindern aufweisen. Sie werden oft als andersartig wahrgenommen, da sie beispielsweise aufgrund der taktil-propriozeptiven Diskriminationsschwierigkeiten andere Kinder zu fest anfassen und ihnen ungewollt wehtun. Gerade im Betätigungsbereich „Schule", der für Kinder eine wichtige Rolle spielt, kann die Teilhabe für Kinder mit Wahrnehmungsstörungen erschwert sein.[22]

Aufgrund einer propriozeptiven Wahrnehmungsstörung kann die Feinmotorik beeinträchtigt sein. Eine Handlung wie z.B. das selbständige Jacke an- und ausziehen kann für das Kind

---

[18] Vgl. Becker, Steding-Albrecht. 2006, S. 302 f.
[19] Vgl. Hoffmann. 2009, S. 8.
[20] Vgl. Remschmidt. 2011, S. 154.
[21] Vgl. Unterrichtsmaterialen Döpfer Schulen NPBK.
[22] Vgl. Nacke. 2005, S. 2 f.

eine Herausforderung darstellen. Die Folge kann sein, dass das Kind zu spät in die Pause kommt und von anderen Kindern abgelehnt wird, die bereits mitten im Spiel sind. Auch die Teilhabe am Schulunterricht ist für diese Kinder erschwert. So kann es vorkommen, dass Kinder mit einer Wahrnehmungsverarbeitungsstörung sich nur unzureichend auf den Unterricht konzentrieren können. Es fällt ihnen unter anderem schwer, ruhig auf einem Stuhl sitzen zu bleiben oder Reize durch ihre Mitschüler auszuschalten.[23]

1.3.6 Medizinische Diagnostik

Um eine Wahrnehmungsverarbeitungsstörung zu diagnostizieren, gibt es verschiedene Abklärungsverfahren. Einige davon möchte ich kurz benennen: Neuromotorische und neuropsychologische Untersuchungen von Kindern nach Ruf- Bächtiger, Movement Assessment Battery for Children (M-ABC-2), Developmental Test of Visual Perception (Few 2), Sensorische Integrations- und Praxistests (SIPT) nach Jean Ayres.[24]

1.3.7 Medizinische Erstmaßnahmen

Die Behandlung von Wahrnehmungsverarbeitungsstörungen sollte immer ganzheitlich durchgeführt werden. Die Berufsgruppen der Psychologen, Physiotherapeuten, Ergotherapeuten, Heilpädagogen und Logopäden kommen hier zum Einsatz. Behandlungsmöglichkeiten sind z.B. die sensorische Integrationstherapie nach Jean Ayres, das Affolter Konzept, die Feldenkrais-Methode und das Bobath-Konzept.[25]

2. Daten des Klienten

Name: Anna   **Alter:** 5,2 Jahre

2.1 Diagnose

Entwicklungsstörung der Fein- und Graphomotorik (F82.1V). Störung der Grob und Feinmotorik, der Wahrnehmung und Wahrnehmungsverarbeitung.

2.2 Vorstellungsgrund

Anna besucht vorwiegend die Ergotherapie, da sie Schwierigkeiten in der Konzentration aufweist. Gerade beim Spielen und beim Lernen kommt es immer wieder zu Unterbrechungen dieser Prozesse, da sie anfängt über andere Themen zu sprechen oder durch äußere

---

[23] Vgl. Unterrichtsmaterialen Döpfer Schulen NPBK.
[24] Vgl. Nacke. 2005, S. 6 f.
[25] Vgl. Nacke. 2005, S. 5 f.

visuelle Reize abgelenkt wird. Bei gemeinschaftlichen Spielen mit der Familie zeigt Anna eine niedrige Frustrationstoleranz wenn sie verliert. Sie steht dann einfach auf und verlässt den Raum oder weint. Anna sollte dieses Jahr eingeschult werden. Aufgrund der zuvor beschriebenen Auffälligkeiten entschied die Mutter gemeinsam mit dem Kindergarten sich jedoch gemeinsam mit der Mutter, die Einschulung noch ein Jahr zurückzustellen.

2.3 Ergotherapie seit, Frequenz, Dauer der Behandlung

Anna besucht seit dem 22.09.2016 einmal wöchentlich die Ergotherapie und erhält dort eine 45-minütige Therapie, die sich nach dem sensomotorischen-perzeptiven Behandlungsverfahren richtet. Zusätzlich erhält sie noch einmal die Woche einen einstündigen Besuch von einer Ergotherapeutin.

2.4 Aktuelle Lebenssituation

Laura wohnt gemeinsam mit ihrer Mutter und ihren zwei Geschwister in einer Großstadt in NRW. Sie besucht täglich den Kindergarten von morgens 9 Uhr bis nachmittags um 16 Uhr. Ebenfalls besucht sie einmal die Woche eine logopädische Praxis. Für Anna stand bis vor kurzem der Wechsel vom Kindergarten in die Grundschule an, der jedoch für ein Jahr zurückgesetzt worden ist. Die Mutter ist mit dieser Entscheidung sehr zufrieden. Des Weiteren geht Anna sehr gerne einmal die Woche in den Selbstverteidigungskurs.

2.5 Soziale Anamnese (aus der Akte und dem Gespräch mit der Mutter)

Anna wohne mit ihrer Familie in einer Großstadt in NRW in einem Mehrfamilienhaus. Anna habe zwei ältere Geschwister (Bruder:13 Jahre, Schwester: 11 Jahre). Zu beiden Geschwistern habe Anna eine gute Beziehung. Annas Mutter sei zurzeit Hausfrau und arbeite täglich zwei Stunden als Demenzbetreuerin. Die Nachmittage verbringe sie viel mit ihren Kindern. Annas Vater sei selbständig als Bürokaufmann tätig. Die Eltern von Anna seien getrennt lebend. Es bestehe aber ein guter Kontakt zwischen den Eltern und den Kindern. Anna besuche zurzeit einen städtischen Kindergarten in der Nähe ihres Wohnortes und soll voraussichtlich nächstes Jahreingeschult werden. Annas Hobbys seie das Tanzen und einmal wöchentlich besuche sie einen Selbstverteidigungskurs. Annas Mutter berichtet, dass der Tod ihres früheren Hundes sie sehr geprägt habe. Sie trauere ihm heute noch nach.

2.6 Medizinische Anamnese (aus der Akte und dem Gespräch mit der Mutter)

Die Schwangerschaft und Geburt sei unauffällig verlaufen. Annas Geburtsgewicht habe 310 Gramm betragen. Anna sei 51 cm groß gewesen. Anna habe bis zum 6. Lebensmonat sehr viel geschrieen und wenig geschlafen. Als Anna ca. drei bis vier Monate alt war, habe sich

bei Anna ein Wurmbefall bemerkbar gemacht, der allerdings erst nach vier Monaten aufgefallen sein soll. In dieser Zeit habe Anna sehr viel geschlafen.

2.7 Schulische / Berufliche Anamnese

Anna besucht derzeit einen städtischen Kindergarten in der Nähe ihres Wohnortes von 9 Uhr
bis ca. 16 Uhr. Aus der Akte geht hervor, dass die verantwortliche Kindergärtnerin nur positive Rückmeldung über Anna äußert.

3. Ergotherapeutischer Befund

3.1 Ersteindruck

Die erste Kontaktaufnahme mit Anna erfolgte an meinem ersten Tag für meine Examensvor-
bereitung im Wartebereich der ergotherapeutischen Praxis. Ich sprach Anna an, gab ihr meine Hand und stellte mich ihr und ihrer Mutter vor. Anna schaute mich freudig an und zeigte
Interesse an meiner Person. Sie war sofort bereit, mit mir in den großen Bewegungsraum zu
gehen. Im Therapieraum gestaltete sich der weitere Kontakt mit Anna sehr freundlich und
offen. Sie erzählte mir sofort wie es ihr geht und was sie an diesem Tag schon erlebt hatte.
Schon hier bemerkte ich, dass Anna Schwierigkeiten hatte, kurz mit mir auf dem Boden sitzen zu bleiben, da sie mir sofort zeigen wollte, wie sie tanzen kann. Schnell wurde mir bewusst, dass Anna ein aufgewecktes und selbstbewusstes Mädchen ist. Und das sie gerne in
Bewegung ist. Siemachte mir einige Vorschläge, wie wir die Therapie heute gestalten könn-
ten.

3.2 Äußeres Erscheinungsbild

Anna ist ein zierliches Mädchen mit schwarzem, lockigem langem Haar. Sie ist ca. 117 cm
groß und wiegt etwa 21 kg. Sie hat ein rundliches Gesicht mit großen dunklen Augen was ihr
einen sympathischen Eindruck verleiht. Sie trägt meist eine lockere Hose und ein verspielten
Pullover z.B. mit einer Katze drauf. Anna trägt die Haare meist zu einem Pferdeschwanz zusammen gebunden. Sie trägt meist braune Stiefelletten mit einem Reisverschluss an der
Seite. Ihre Fingernägel sind immer etwas abgekaut.

3.3 Personenbezogene Faktoren

Annas Familie ist nicht religiös. Ihre Mutter legt viel Wert auf eine gute Erziehung und das ihre
Tochter die Regeln zu Hause einhält. Für Anna sind ihre zwei besten Freundinnen aus dem
Kindergarten und der Nachbarschaft sehr wichtig. Außerdem ist der Hund der Familie für Anna
von Bedeutung. Sie verbringt sehr viel Zeit damit, mit ihm zu spielen und möchte die Mutter

immer bei den Spaziergängen mit ihrem Hund begleiten. Anna pflegt ebenfalls einen sehr guten Kontakt zu ihren zwei älteren Geschwistern. Zudem tanzt Anna gerne zu Hause.

3.4 Aktivitäten und Teilhabe

3.4.1 Lernen und Wissensanwendung

- *Aufmerksamkeit fokussieren*

Anna gelingt es nur teilweise sich auf ihre Aufgabe zu fokussieren. In der Ergotherapie wird deutlich, dass Anna sich gerade von auditiven Reizen immer wieder bei der Durchführung ihrer eigentlichen Aufgabe ablenken lässt. Deutlich wurde dies, als Anna mit mir das Spiel „Regentropfen" für die Fingergeschicklichkeit spielte und aus dem Nachbarraum Geräusche hörte. Sie unterbrach dann sofort unser Spiel und drehte ihren Kopf in Richtung der Wand. Nur durch meine verbale Hilfestellung fand Anna zu unserem Spiel zurück und konnte ihre Aufmerksamkeit wieder darauf fokussieren.

- *Lesen*

Anna verfügt aufgrund ihres Alters noch nicht über die Kompetenz des Lesens. Dies wird deutlich, als ich ihr die COPM$^{@Kids}$ Karten zeigte, um mit ihr eine Befunderhebung durchzuführen. Sie wies mich direkt darauf hin, dass sie die Wörter auf diesen Karten nicht lesen könne.

- *Rechnen*

Aus einer Videosequenz mit der Mutter, in der eine Lernsituation mit Anna simuliert wurde, wurde deutlich, dass Anna die Zahlen von eins bis fünf sicher beherrscht. Die Mutter schrieb ihrer Tochter die Zahlen in diesem Video auf und Anna konnte diese in der richtigen Reihenfolge visuell erfassen und lesen. Ab der Zahl sechs bis zehn wurde Anna unsicher. Sie war dann nicht mehr in der Lage die Zahlen richtig zu benennen und fängt in der Videosequenz an zu raten und benennt die Zahlen häufig falsch.

- *Schreiben*

Anna ist altersentsprechend in der Lage ihren Namen zu schreiben. Dies konnte ich beobachten, als ich Anna ein Blatt zum Ausmalen gab und sie mir direkt den Vorschlag machte ihren Namen auf das Blatt zu schreiben, um dieses später mit nach Hause nehmen zu können. Während der Aufgabe fiel mir jedoch auf, dass Anna den Stift auffällig hielt. Sie schreibt mit ihrer rechten Hand, der Stift liegt in ihrer Daumengrube. Ihr Daumen rutscht in einen Daumenüberschlag. Ihren Mittelfinger legt sie direkt neben ihren Zeigefinger. Immer wieder fasst sie den Stift sehr weit oberhalb an und ihr Schreibfluss gerät ins Stocken. Außerdem gerät ihr Handgelenk in eine Palmarflexion, und es bildet sich ein kleiner Tunnel zwischen Tisch und Handgelenk. Während der Durchführung des COPM$^{@Kids}$ erläutert Anna, dass sie nicht gut malen könne und dass ihr die Hand manchmal dabei wehtue. Im Gespräch mit der Mutter wird deutlich, dass Anna zuhause nicht gerne malt und diese Aktivität eher vermeidet.

- *Problem lösen*

 Anna ist in der Lage auftretende Probleme selbständig zu lösen. Beobachten konnte ich dies, als Anna mir zeigte, wie sie selbständig den Reißverschluss ihrer Jacke verschlie-ßen kann. Bei dem Versuch blieb ihr Pullover in dem Reisverschluss stecken. Anna zog den Hacken des Reisverschlusses etwas nach unten, drückte Pullover weg und zog den Reisverschluss schlussendlich erfolgreich nach oben und schloss damit ihre Jacke voll-ständig.

- *Entscheidungen treffen*

 Anna kann sehr gut Entscheidungen treffen. So weiß sie genau was ihr Spaß macht und bringt ihre eigenen Ideen gerne mit in die Therapie ein. Sie versucht immer wieder den Ablauf der Therapie zu bestimmen und sagt beispielsweise „ich möchte jetzt gerne mit dem Ball spielen". Auch in der Videoaufnahme, die die Ergotherapeutin mit der Mutter und Anna durchgeführt hat, wird deutlich, dass Anna sehr gut Entscheidungen treffen kann. Dort fragt die Mutter ihre Tochter was sie gerne heute für einen Kuchen essen möchte. Anna antwortet selbstsicher und direkt „Ich möchte einen Schoko Muffin".

- *Spielen*

 In der Therapie wird deutlich, dass Anna sich zurzeit in der Phase des Symbolspiels be-findet. Immer wieder versetzt sie sich bei der Bewältigung eines Parcours in die Lage ei-nes Löwen oder eines Tigers. Im Gespräch mit der Mutter wir deutlich, dass Anna zuhau-se eher alleine spielt. Sie spielt gerne mit Playmobile oder mit ihrem Puppenhaus.

3.4.2 Allgemeine Aufgaben und Anforderungen

- *Einzelne Aufgaben übernehmen*

 Anna übernimmt einzelne Aufgaben selbständig. Deutlich wurde mir dies beim gemein-samen Aufbauen eines Parcours für die Therapie. Ich übertrug ihr die Aufgabe einen Weg aus Trittsteinen mit verschiedenen Höhen zu bauen. Eigenständig übernahm sie diese Aufgabe und stellte alle Trittsteine sinnvoll hintereinander auf, so dass sie darüber gehen konnte. Die Mutter berichtet ebenfalls, dass Anna beim gemeinsamen Kochen kleiner Aufgaben nach verbaler Aufforderung übernimmt. Sie wäscht beispielsweise den Salat.

- *Mehrfachaufgaben übernehmen*

 Die Ausführung von Mehrfachaufgaben stellt Anna vor eine größere Herausforderung. In der Therapie fiel mir auf, dass es Anna schwer fällt einen Parcour in einer von mir vorge-gebenen Reihenfolge und mit entsprechendem Arbeitsauftrag zu absolvieren. Immer wieder vergisst sie, einzelne Stationen zu absolvieren oder beginnt den Parcour an der falschen Station.

- *Die tägliche Routine durchführen* (**Hierzu liegen keine Kenntnisse vor**)

3.4.3 Kommunikation

- *Sprechen*

  Im Gespräch berichtet die Mutter, dass Anna Ergotherapie erhält, da sie lange Zeit am Saumen genuckelt hat und es ihr dadurch schwer fallen würde das „S" auszusprechen. In der Therapie ist mir aufgefallen, dass Anna sehr sprunghaft spricht. Sie wechselt schnell Themen ohne die Sätze zu beenden.

- *Konversation*

  In der Therapie war sehr auffallend, dass Anna sehr viel spricht und immer wieder versucht mich als Therapeutin in eine Konversation zu involvieren. Außerdem teilte mir Anna während der Therapie ihre Wünsche bezüglich des Aufbaus des Parcours mit. Einfache verbal formulierte Aufgabenstellungen, wie den Bau eines Tunnels, versteht sie gut und bewältigt die Aufgabe erfolgreich. Auch auf nonverbale Kommunikation, wie einen ernsteren Blick, reagiert sie angemessen und stellte z.B. das Spielen mit beiden Händen im Rapsbaad ein, da diese Handlung nicht verabredet war.

- *Kommunikationsgeräte und Techniken* (**Hierzu liegen keine Kenntnisse vor**)

3.4.4 Mobilität

- *Feinmotorischer Handgebrauch zur Mobilität* (**Hierzu liegen keine Kenntnisse vor**)

- *Eine elementare Körperposition wechseln*

  Anna kann sich selbständig hinlegen. Sie schafft es, sich vom Sitzen auf den Boden zu legen und dort alle geforderten Positionen für ein ergotherapeutisches Spiel wie Rückenlage, Seitlage und Bauchlage einzunehmen. Die Bewegungsübergänge aus den verschieden Positionen führt Anna sehr schnell und ruckartig durch.

- *Gehen und Treppe steigen*

  Beim Gehen und Treppe steigen weist Anna keine Einschränkungen auf.

- *In einer Körperposition verbleiben*

  Für Anna stellt es eine große Herausforderung dar, beispielsweise ruhig auf einem Stuhl sitzen zu bleiben. Beobachten konnte ich es in der oben genannten Videosequenz. Häufig stand Anna von ihrem Stuhl auf, während sie sich mit ihrer Mutter unterhielt und ging durch den Raum. Erst nachdem die Therapeutin Anna bat auf ihrem Stuhl sitzen zu bleiben, befolgte Anna diese Anweisung. Weiterhin war allerdings zu beobachten, dass Anna häufig ihre Körperpositionen wechselte.

- *Andere Bewegungsformen*

Anna zeigt, viele Bewegungsformen. So rannte sie über den Flur auf die Toilette, krabbelte durch den Tunnel unseres Bewegungsparcours und sprang auf dem Teppich des Bewegungsraums auf und ab. Diese Bewegungsformen führte sie sehr schnell aus.

- *Hand und Armgebrauch*

Aus der Akte geht hervor, dass Anna bei der Durchführung des M-ABC-2 in dem Bereich Ballfertigkeiten therapiebedürftige Werte erreichte (Skalenwert: 14, Standartwert: 7, Prozentrang: 16).

- *Ein Fahrzeug fahren und Transportmittel benutzen* (**Hierzu liegen keine Kenntnisse vor**)

3.4.5 Selbstversorgung
- *Sich waschen und die Toilette benutzen*

Die Mutter berichtet, das sich Anna selbständig Duscht. Nur beim Haare waschen hilft die Mutter ihrer Tochter. Innerhalb der Therapie benutzt Anna die Toilette selbständig und wäscht sich ihre Hände ohne Aufforderung eines Erwachsenen.

- *Ankleiden*

Während der Therapie wurde deutlich, dass Anna selbständig ihre Jacke mit einem Reisverschluss an- und ausziehen kann. Auch die Druckknöpfe an ihrer Jacke konnte sie selbständig schließen. Desweitern konnte ich beobachten, dass Anna selbständig ihre Schuhe an- und ausziehen kann. Die Mutter berichtet im Gespräch, das Anna gerade gelernt hat, einen Knoten in ihre Schnürsenkel zu machen.

- *Essen und Trinken*

In der Therapie konnte ich beobachten, dass Anna in der Lage ist sich selbständig Wasser in einen Becher zu schütten. Der Umgang mit Messer und Gabel konnte leider nicht beobachtet werden.

3.4.6 Häusliches Leben
- *Einkaufen*

Die Mutter berichtet, dass Anna Sonntag häufig zu Becker geht und dort die Frühstücksbrötchen für die Familie abholt. Die Mutter gibt ihr immer abgezähltes Geld mit und Anna schafft es zuverlässig die Brötchen zu besorgen.

- Mahlzeiten zubereiten

  Laut der Mutter macht sich Anna zuhause bei Bedarf selbst ein Butterbrot. Die Mutter berichtet, dass diese Handlung sehr zufriedenstellend von Anna ausgeführt wird.

- Hausarbeiten erledigen

  Im Gespräch mit der Mutter wird deutlich, dass Anna in kleinere Hausarbeiten aktiv mit eingebunden wird. So hilft Anna z.B. beim gemeinsamen Tischdecken. Die Mutter berichtet auch, dass Anna diese Handlung nicht unterbricht oder sich ablenken lässt.

3.4.7 Interaktion und Beziehung

Anna ist ein sehr aufgewecktes Mädchen und tritt selbstbewusst in die Interaktion mit Erwachsenen. Dies konnte ich in der ersten Therapieeinheit beobachten, da sie mich sofort in ein Gespräch über ihren Hund verwickelte. Des Weiteren konnte ich in der Videoanalyse beobachten, dass Anna bei einem Konfliktgespräch mit ihrer Mutter, in dem es um Annas verweigerndes Verhalten am Morgen vor dem Kindergarten geht, immer wieder ausweicht. Sie versucht von dem eigentlichen Thema abzulenken, in dem sie von ihren Kindergartenfreunden berichtet und nicht auf die Fragen ihrer Mutter eingeht.

3.4.8 Gemeinschaft und Freizeit

- *Gemeinschaftsleben*

  Anna nimmt an gemeinschaftlichen Aktivitäten der Familie teil. Die Mutter berichtet, dass sie häufig gemeinsame Spieleabenden macht und Anna dabei mitspielt. Anna zeigt hierbei eine niedrige Frustrationstoleranz. Sie vergleicht sich mit der Leistung ihrer älteren Geschwister. Die Mutter berichtet, dass Anna weint, wenn sie ein Spiel verliert.

- *Erholung und Freizeit*

  Anna erzählte mir in der Therapie, dass sie in ihrer Freizeit gerne tanze und mit ihrem Hund spiele. Die Mutter berichtet, dass Anna sich sehr gerne Geschichten von ihr vorlesen lasse. Sie wolle immer wieder die gleichen Geschichten hören.

3.5. Körperfunktionen

3.5.1 Mentale Funktionen

- *Kognitiv-sprachliche Funktionen*

  In der Therapie war zu beobachten, dass Anna Schwierigkeiten hat Aufgabenstellungen zu verstehen und entsprechend umzusetzen. Beispielsweise stellte ich ihr die Aufgabe auf einem Blatt mit ihrem Stift die aufgedruckten Blumen zu umkreisen. Sie benötigte mehrfache Wiederholungen der Arbeitsanweisung um die Aufgabe erfolgreich umsetzen zu können.

- *Gedächtnis*

  In der Therapie zeigte sich, dass Anna Schwierigkeiten hat, sich den Ablauf eines Parcours zu merken. Häufig übersprang sie Stationen oder fing den Parcour am „falschen Ende" an.

- *Grundlegende Kognitive Funktionen* **(Hierzu liegen keine Kenntnisse vor)**

- *Höhere Kognitive Funktionen*

  Bei der Planung von Tätigkeiten innerhalb der Therapie ist Anna auf Hilfe durch den Therapeuten angewiesen. Dies war zu beobachten als Anna mit mir gemeinsam einen Parcours aufbaute. Sie konnte zwar einzelne Aufgaben selbständig übernehmen, musste aber häufig von mir darauf hingewiesen werden welche Materialien wir noch benötigen

- *Aufmerksamkeit*

  Annas Aufmerksamkeit zeigt sich in der Therapie als auffällig. Nach ca. 5 Minuten unterbricht sie ein Spiel um mir etwas mitzuteilen. Auch der Bereich der selektiven Aufmerksamkeit ist auffallend. Bei einem gemeinsamen Spiel (Pferderennen) wird deutlich, dass sie irrelevante visuellen und auditiven Reize nicht ignorieren kann, und berichtet mir, dass sie gerade draußen ein Flugzeug gesehen habe. Annas geteilte Aufmerksamkeit ist ebenfalls auffällig. So muss sie eine Handlung immer unterbrechen wenn sie etwas sagt.

- *Orientierung*

  In der Therapie zeigte sich, dass sich Anna in den Praxisräumen gut auskennt. So wusste sie sofort, wo das Büro oder die Toilette ist. Außerdem kann sie Angaben zu ihrer Person, wie beispielsweise zu ihrem Alter zu machen.

- *Emotionale Funktionen (z.B. Affektkontrolle)*

  Im Gespräch mit der Mutter und aus der Akte geht hervor, dass Anna wenig Affektkontrolle besitzt. So passierte es, dass sich Anna über ihren eigenen Misserfolg beim gemeinsamen spielen so ärgert, dass sie anfängt zu weinen. Die Mutter berichtet außerdem im Gespräch, dass Anna sehr sensibel wäre und bei Kritik sehr schnell weine.

- *Offenheit gegenüber Neuem*

  Anna zeigte sich offen gegenüber neuen Erfahrungen. So ließ sie sich in jeder Therapieeinheit mit mir auf neue Spielvorschläge ein.

- *Erfahrungen*

In der Therapie konnte ich bereits beobachten, dass Anna offen für neue Erfahrungen ist. So ließ sie sich auf jede Spielidee von mir ein und machte breitwillig mit. Beobachten konnte ich auch, dass Anna mit einem großen Baukissen herumexperimentierte um herauszufinden, wozu man dieses Baukissen benutzen kann. Sie legte sich drauf, kletterte auf das Kissen und legte es auf sich.

- *psychische Stabilität*

Annas psychische Stabilität ist wechselhaft. Zum einen zeigte sie sich mir in den Therapien als ein sehr aufgewecktes quirliges Mädchen. Im Gespräch mit der Mutter wird jedoch deutlich, dass Anna sich beispielsweise häufig weigert in den Kindergarten zu gehen. Sie zeigt in diesen Situationen ein unausgeglichenes und impulsives Verhalten. Sie weint, schreit und schimpft in dieser Situation.

- *Selbstvertrauen*

Innerhalb der Therapie konnte ich bei Anna ein ausgeprägtes Selbstvertrauen beobachten. Immer wieder kommt es innerhalb der Therapie vor, dass sie mir zeigen möchte, wie gut sie etwas kann. Beispielsweise möchte sie mir unbedingt zeigen wie gut sie Tanzen kann oder wie gut sie schon ihre Jacke selbständig schließen kann. Bei der Bewältigung eines Parcours sagt sie immer wieder, „ siehst du wie gut ich das schon kann". Die Mutter berichtet allerdings, dass sie im Kindergarten weniger Selbstvertrauen zeigt. Laut der Mutter meidet Anna Konflikte mit ihren Freundinnen und gibt beispielsweise Spielzeuge lieber ab als dass sie in einen Streit gerät.

- *Impulskontrolle*

Anna besitzt wenig Impulskontrolle. In der Videosequenz in der Anna mit ihrer Mutter und ihren zwei Geschwistern ein Spiel spielt, „plappert" Anna dazwischen obwohl beispielsweise ihre Mutter gerade etwas erzählt. In der Therapie war zu beobachten, dass Anna beim Klingeln der Praxistür sofort aufgesprungen ist, um nachzusehen ob ihre Mutter eventuell gekommen ist. Dieses Impulsive Verhalten sorgt dafür, dass sich Anna nur schwer an ausgemachte Regeln für die Therapie halten kann.

- *Motivation*

Annas Motivation in Handlung zu treten ist groß. In der Therapie war zu beobachten, dass Aufgaben mit viel Bewegung oder (grob)motorischen Anteilen ihre intrinsische Motivation wecken und sie dadurch beispielsweise viel Freude daran hat einen Parcours zu bewältigen. Als ich ihr in der Therapie die Aufgabe gab, vorgedruckte Blumen auf einem Blatt auszumalen, verlor sie schnell das Interesse daran. Sie malte die Blumen unvollständig aus und nur durch die externe Motivation des Therapeuten vervollständigte sie ihre Blumen.

3.5.2 Sinnesfunktionen und Schmerz (b2)

- *Funktionen des Sehens (visuelle Wahrnehmung)*
  In der Durchführung und Auswertung des FEW-2 am 27.09.2016 wird deutlich, dass Anna in den Untertests „Abzeichnen"(Wertpunkte:4), „Lage im Raum" (Wertpunkt:5), "Figur-Grund-Wahrnehmung" (Wertpunkt:5), „Räumliche- Beziehungen" (Wertpunkt:6) und „Visuo-motorische Geschwindigkeit" (Wertpunkt 5) Werte unterhalb der Altersnorm erzielte. Aus der Akte geht außerdem hervor, dass sie die Farben Gold und Türkis nicht unterscheiden kann. In der Therapie war außerdem zu beobachten, dass sie die Farben der Perlen aus dem Rapsbad teilweise falsch benannte. Beispielsweise sagte sie zu einer roten Perle dass diese grün sei.

- *Funktionen des Hörens (auditive Wahrnehmung)*
  Die Ablenkbarkeit durch auditive Reize ist bei Anna deutlich ausgeprägt r. Häufig unterbricht sie eine Handlung um zur Tür zu sehen, wenn von dort aus Geräusche zu vernehmen sind. Bei einem gemeinsamen Spiel auf dem Boden des Therapieraums steht sie wegen eines Geräusches aus dem Nachbarraum auf, geht zur Wand und legt ihr Ohr an die Wand.

- *Funktion des Schmeckens und Riechens* **(Hierzu liegen keine Kenntnisse vor)**

- *Vestibuläre Funktionen*
  In der Therapie balancierte Anna sehr unsicher über eine umgedrehte Therapiebank. Sie zeigt beim balancieren starke Ausgleichs Bewegungen mit den Armen. Auch beim Balancieren über eine weiche Matte nimmt sie meine Hilfe in Anspruch und versucht sich an mir fest zu halten.

- *Tiefensensibilität (Propriozeption)*
  Laut der Akte zeigt sich Annas Körperschema als eingeschränkt. Bei den gezielten Beobachtungen zur sensorischen Integration nach J. Ayres am 3.11.2016 konnte Frau H. bei der Übung der Beugestellung in Rücklage beobachten, dass Anna nicht wusste wo sich an ihrem Körper ihre Schultern befinden. Bei einem Spiel wo sie mit geschlossenen eine Finger-Daumen-Opposition durchführen sollte, konnte sie die Finger nicht in der richtigen Reihenfolge gezielt zusammen führen.

Anna sucht sich selbständig propriozeptive Reize, so lässt sie sich in der gemeinsamen Therapie auf den Boden „plumpsen" oder hebt die „schweren Bausteine" an um sie durch die Gegend zu tragen.

- *Oberflächensensibilität (Tastsinn)*
  In der Therapie zeigte sich, dass Anna offen ist für taktile Reize ist. Beispielsweise explorierte sie mit beiden Händen stark in einem Rapsbad um dort kleine Perlen heraus zu suchen. So versuchte sie andere Stationen des Parcours zu überspringen um schnell wieder zum Rapsbad zu gelangen.

- *Schmerz (Schmerzart und Lokalisation)* **(Hierzu liegen keine Kenntnisse vor)**

- *Nahrungsaufnahme*
  Laut Aussage der Mutter isst Anna regelmäßig und kann Nahrung zerkleinern.

3.5.3 Neuromuskuloskeletale und bewegungsbezogene Funktionen

- *Gesamtmuskeltonus*
  Anna besitzt einen eher hypontonen Gesamtmuskeltonus. Beobachten konnte ich dies, da sie sich viel und gerne in den Zwischenfersensitz setzt und sich somit viel Unterstützungsfläche sucht. Auch beim gemeinsamen Malen in der Therapie legte sie häufig ihren Brustkorb mit auf den Tisch und suchte sich somit ebenfalls viel Unterstützungsfläche.

- *Muskelkraft und Muskelausdauer*
  Anna zeigt beim Malen, dass es ihr schwer fällt ihre Kraft zu dosieren. So drückt sie ihren Stift fest auf das Papier und führt ihren Stift sehr ruckartig. Die Farben der Stifte zeichnen sich sehr kräftig auf dem Papier ab.
  Die Muskelausdauer zeigt sich bei Anna altersentsprechend entwickelt. So kann sie beispielsweise ausdauernd auf dem Trampolin springen ohne dabei schnell zu ermüden.

- *Koordination*
  In der Therapie mit Anna waren folgende koordinative Fähigkeiten zu beobachten.
  1. Gesamtkoordination: Bei der Durchführung eines Hampelmannes schaffte sie es nicht ihre Beine und Arme gemeinsam zu öffnen und zu schließen und sie damit gemeinsam zu koordinieren.
  2. Hand-Hand-Koordination: Beim Auffädeln von kleinen Perlen zeigte sie mit beiden Händen Geschick und konnte ihre Hände gut aufeinander abstimmen.

3. Hand-Auge-Koordination: zeigte sich beim Therapiespiel Angeln als unauffällig. Sie schaffte es die Angel gezielt über die Fische zu bewegen und diese zu Angeln.
4. Diadochokinese: war insgesamt mit beiden Händen gut möglich.
5. Bilateralintegration: Bei Bilateralintegration waren in der Therapie Auffälligkeiten zu entdecken. So verschob Anna beim Malen häufig ihre Körpermitte um mit ihrer rechten Hand nicht ihre Körpermitte überkreuzen zu müssen.

3.6. Umweltfaktoren (e-Klassifikation der ICF)

3.6.1 Produkte und Technologien (e1)

- *Zum persönlichen Gebrauch im Leben / zur Kommunikation*
(Hierzu liegen keine Kenntnisse vor)

- *Zur persönlichen Mobilität drinnen und draußen*
Anna besitzt einen Tretroller mit dem sie gerne fährt.

3.6.2 Unterstützung und Beziehungen (e3)

Engster Familienkreis: Anna wird gerade von ihrer Mutter sehr unterstützt. Ihre Mutter berichtet, dass sie für Anna zusätzlich zur Ergotherapie in der Praxis eine weitere Ergotherapeutin organisiert hat, die Anna einmal die Woche zu Hause besucht. Von Ihren Geschwistern wird Anna ebenfalls unterstützt. Sie spielen viel zusammen oder passen auf Anna auf.
Freunde: Anna hat eine feste Freundin in dem Kindergarten. Die beiden Mädchen spielen viel miteinander. **Autoritätspersonen:** Hierzu liegen leider keine Kenntnisse vor.

3.7   des bisherigen Behandlungsverlaufes Anna befindet sich noch nicht lange in ergotherapeutischer Behandlung. Zunächst wurde bei Anna der therapeutische Schwerpunkt, auf die Aufmerksamkeits- und Konzentrationsfähigkeit und ihr Impulsives Verhalten und ihre niedrige Frustrationstoleranz gelegt. In diesen Bereichen stellt sich derzeit eine Verbesserung ein. Die Mutter berichtet, dass Anna zuhause nicht mehr so viel weint, wenn sie ein Spiel verliert. Auch auf die Verbesserung der graphomotorischen Fähigkeiten wird in der Therapie Wert gelegt, und im Laufe der Therapie noch vertieft. Insgesamt ist festzuhalten, dass Anna für die Therapie sehr gut zu motivieren ist.

4.   Ergotherapeutische Problemstellung

Problem 1
Anna übermalt die vorgegebenen Linien eines auf ein Blatt gedrucktes Motiv.

- Analyse des Betätigungsproblems

Physisch

Stifthaltung: Annas Stift liegt in ihrer Daumengrube. Ihr Daumen rutscht in einen Daumen-überschlag. Ihren Mittelfinger legt sie direkt neben ihren Zeigefinger. Immer wieder fasst sie den Stift sehr weit oben an, sodass ihr Malfluss ins Stocken gerät. Außerdem dreht sich ihr Handgelenk in eine Palmarflexion und es bildet sich ein kleiner Tunnel zwischen Tisch und Handgelenk. Sie verdeckt dadurch mit ihrem Arm das vorgedruckte Motiv auf dem Blatt. Muskeltonus: Anna schafft es durch den kompensatorischen Hypertonus nicht ihre Malbewegungen gezielt abzubremsen und die Linienbegrenzungen einzuhalten.

Visuo-motorische Geschwindigkeit: Anna malt sehr schnell. Es fällt ihr deshalb schwer bei diesem Tempo genau und sorgfältig ihr Bild innerhalb der Begrenzungen auszumalen.

Bilateralintegration: Anna verschiebt beim Malen ihren Körper um mit ihrer Hand nicht ihre eigene Körpermittellinie überkreuzen zu müssen. Dadurch muss sie ihren Stift immer wie-der von neuem ansetzen. Durch das ständige Verschieben des Körpers wird der gesamte Malprozess unruhig und Anna verliert die Konzentration sich auf das malen innerhalb des Motives zu konzentrieren

Kognitiv

Aufmerksamkeit: Anna kann ihre Aufmerksamkeit nur für ca 3 Minuten auf das Ausmalen fokussieren. Immer wieder spricht sie dabei und lenkt sich selbst von der Betätigung ab.

Affektiv

Motivation: Anna fällt es schwer am Tisch länger an einer Aufgabe zu arbeiten. Sie zeigt wenig Geduld beim Ausmalen und arbeitet dadurch sehr schnell und ungenau.

- Stärken des Klienten in Bezug zum o.g. Betätigungsproblem

Obwohl Anna grundsätzlich das Malen vermeidet, lässt sich Anna in der Therapie für Mal-übungen motivieren. Sie lässt somit neue Erfahrungen beim Malen zu und kann dadurch ihre Kompetenz in diesem Bereich verbessern.

- Fördernde Umweltfaktoren in Bezug zum o.g. Betätigungsproblem

Auch wenn Anna das malen zuhause vermeidet hat die Mutter bereits dafür gesorgt, dass Anna zuhause alle Utensilien dafür zu Verfügung hat. Außerdem ist Annas Mutter in der Lage, sie regelmäßig zur Ergotherapie zu bringen. Die Mutter ist an einem Austausch mit den Therapeuten sehr interessiert. Die Mutter berichtet auch, dass die Kindergärtnerinnen Anna immer wieder die Möglichkeit anbietet im Kindergarten zu Malen.

- Hemmende Umweltfaktoren in Bezug zum o.g. Betätigungsproblem

Hier sind keine Einschränkungen bekannt.

- Prognose in Bezug zum o.g. Betätigungsproblem

  Eine Störung der Fein -und Graphomotorik lässt sich in der Regel durch eine Therapie der Sensorischen Integration und speziellen graphomotorischen Übungen positiv beeinflussen. Es ist auch bei Anna zu erwarten, dass sie durch entsprechende Unterstützung ihre Kompetenzen in diesem Bereich verbessern kann(SR). Anna reagiert auf Anregungen des Therapeuten offen und versucht diese bestmöglich umzusetzen (IR). Gerade im Kindergarten und nächstes Jahr in der Schule wird von Anna erwartet, dass sie graphomotorische Basisfertigkeiten zum Schreiberwerb beherrscht.. Die Graphomotorik spielt dementsprechend eine tragende Rolle in Annas aktuellem Leben und wird dies auch in Zukunft tun (NR). In der ergotherapeutischen Praxis gibt es gerade im Bezug zur Graphomotorik viele verschieden Hilfsmittel wie z.B. Grifferdickungen, die Anna helfen können, ihre Kompetenzen in diesem Bereich zu verbessern (PR).

Problem 2

Anna muss beim Gesellschaftsspiele spielen immer daran erinnert werden, dass sie an der Reihe ist, und unterbricht somit den Ablauf eines Spieles.

- Analyse des Betätigungsproblems

  Physisch: Anna schafft es nur für ca. 5 Minuten auf ihrem Stuhl still sitzen zu bleiben. Sie ist motorisch sehr unruhig und wackelt z.B. mit den Beinen.

  Kognitiv: Selektive Aufmerksamkeit: Anna schafft es nicht ihre Aufmerksamkeit auf das Spiel zu fokussieren und irrelevante visuelle und auditive Reize zu ignorieren.

  Geteilte Aufmerksamkeit: Anna schafft es nicht sich auf zwei Reize gelichzeitig zu konzentrieren. Beispielsweise auf ihre Mitspieler und den Spielablauf.

  Konzentration: Anna lässt sich nach ca. 3 Minuten von externen oder eigenen Handlungsimpulsen ablenken. Sie stellt dann z.B. Fragen die nichts mit dem Spiel zu tun haben.

  Affektiv: Impulskontrolle: Anna schafft es innerhalb von 10 Spielminuten nicht, ruhig das Spiel zu spielen ohne zu sprechen.

- Stärken des Klienten in Bezug auf das oben genannten Betätigungsproblem

  Anna ist grundsätzlich für die Inhalte der Therapie gut zu motivieren. Sie lässt sich auf viele Therapiesituationen- und Angebote ein und zeigt Freude an neuen Erfahrungen.

- Fördernde Umweltfaktoren in Bezug zum o.g. Betätigungsproblem

  Anna besucht einmal in der Woche die Ergotherapie. Dort lernt sie ihre Kompetenzen im Bereich der Konzentration und Aufmerksamkeit zu verbessern. Ihre Mutter ist ihr sehr zugewandt und versucht ihre Tochter zu unterstützen.

- Hemmende Umweltfaktoren in Bezug zum o.g. Betätigungsproblem

Hier liegen keine Einschränkungen vor.

- Prognose in Bezug zum o.g. Betätigungsproblem

Aufgrund von Annas Diagnose wird es für Sie eine besondere Herausforderung sein, eine angemessene Konzentrationsfähigkeit zu lernen. Dennoch wird sie durch gute therapeutische Konzepte, wie Konzentrationstrainings (MKT) oder die Sensorischen Integration (SI,) ihre Kompetenzen in diesem Bereich erweitern können (SR). Anna reagiert meist positiv auf Anregungen durch den Therapeuten (IR). Annas Betätigungsproblem, sich nicht ausreichend auf eine Aktivität konzentrieren zu können, hat eine große Bedeutung für Anna, da sie nächstes Jahr in die Schule gehen wird und diese Kompetenz dort von ihr erwartet wird (NR). In der ergotherapeutischen Praxis gibt es viele therapeutische Konzepte und Materialien, die Anna dabei unterstützen können ihre Konzentrationsfähigkeit und Aufmerksamkeit zu verbessern (PR).

- Formulierung und Begründung des vorliegenden Bezugsrahmen

Für meine Therapie mit Anna wähle ich zum einen den kognitiv-perzeptiven Bezugsrahmen, da ich in meiner Therapie erreichen möchte, dass Anna ihr Wissen über eine adäquate Stifthaltung und Sitzhaltung erweitert und ihre Kompetenzen in Bezug auf die Graphomotorik verbessert. Des Weiteren wähle ich für meine Therapie den neurophysiologischen Bezugsrahmen, da ich in meiner Therapie gezielte, durch die Sensorische Integration, propriozeptive und vestibuläre Reize setzte um Annas Wahrnehmungsverarbeitung zu verbessern. Ebenso wähle ich für meine Therapie den humanistischen Bezugsrahmen aus, da ich mir für meine Therapie ein „Hunde" Thema ausgewählt habe, was Anna sehr motiviert.

5.   Ergotherapeutische Zielsetzung (siehe Tabelle im Anhang)
6.   Planung der Sichtstunde
6.1   Zielsetzungen für die Sichtstunde

Betätigungsziele (SMARTI)	Funktionsziele
1. Anna sitzt in der Therapie auf den M-ABC Matten und angelt eine Sonne und überkreuzt dafür mit ihrem rechten Arm ihre Körpermittellinie. Sie erhält dabei haptische Hilfestellung von dem Therapeuten der ihre Bewegung führt.	1. Physisch: Verbesserung der Bilateralintegration, Verbesserung des Körperschemas, Verbesserung der Koordination von gezielten Bewegungen, Kognitiv: Verbesserung des Aufgabenverständnisses

2. Anna merkt sich selbstständig die Position der Sonne auf dem Bild. Sie klebt den Gegenstand am Ende des Parcours an die richtige Stelle des zweiten Bildes und benennt das die Sonne über dem Hund ist.	2. Physisch: Verbesserung der Wahrnehmung von Räumlichen-Beziehungen. Kognitiv: Verbesserung der Konzentration, Verbesserung der Merkfähigkeit, Verbesserung der Geteilten Aufmerksamkeit.
3. Anna benennt durch verbale Unterstützung des Therapeuten das der „Hund" an den Schultern gebürstet werden muss. Anna zeigt dabei auf ihre eigenen Schultern.	3. Physisch: Verbesserung des Körperschemas, Kognitiv: Verbesserung der Aufmerksamkeit, Verbesserung des Aufgabenverständnisses.

6.2   Auswahl Aktivität / Betätigung und Art der ET-Intervention

Da Anna nächsten Sommer in die Schule gehen wird, habe ich eine Therapie aufgebaut, die Anna dazu verhelfen soll, ihre fein- und graphomotorischen Fähigkeiten zu verbessern. Es handelt sich dabei um eine zielgerichtete Aktivität, die Anna ermöglichen soll im Kindergarten und zukünftig in der Schule an Mal- und Schreibprozessen teilhaben zu können. Als Vorbereitende Maßnahme werde ich propriozeptive, vestibuläre und visuelle Reize in einen Parcour einbauen um Anna in ihren fein- und graphomotorischen Fähigkeiten zu stärken.

6.3   Zeitliche   Planung   /   Inhaltliche   Planung   /   Therapeutisches   Verhalten   / Begründung des Therapeutischen Verhaltens

Zeit	Inhalt	Therapeutisches Verhalten	Begründung des Therapeutischen Verhaltens
14:45-14:50	Begrüßung von Anna im Wartebereich der Praxis.	Ich begrüße Anna und ihre Mutter freundlich und zugewandt. Ich reiche ihnen meine Hand zur Begrüßung und sage Anna in welchem Raum die Therapie stattfinden wird. Außerdem stelle ich Anna und ihrer Mutter meine Dozentin vor.	Die erste Kontaktaufnahme mit Anna ist sehr wichtig. Durch das reichen meiner Hand möchte ich beiden Personen meine Zugewandtheit signalisieren. Meine Dozentin stelle ich Anna und ihrer Mutter vor um für die Mutter Transparenz zu schaffen und für Anna von Anfang an eine entspannte Therapiesituation zu schaffen.
14:50-15:00	Kurze Abfrage der heutigen Befindlichkeit von Anna und kurze Erklärung des inhaltlichen Ablaufes der Thera-	Ich setze mich mit Anna an den Tisch des Therapieraums. Ich sitze ihr gegenüber. Meine Körperhaltung ist zu ihr gerichtet und ich lächle sie an. Ich schaue sie an und stelle Nachfragen zu ihrem heutigen Tag. Ich erkläre Anna, dass ich heute für sie einen Hundeparcour aufgebaut habe und sie sich vorstellen solle, dass sie sich heute in einen Hund verwandelt.	Ich möchte somit ihr Vertrauen für die Therapie gewinnen und erfahren, wie die Stimmung von Anna ist, und ob eventuell an diesem Tag etwas passiert ist für Anna, was meine Therapie beeinflussen könnte. Durch meine Körperhaltung, meinen Blickkontakt und mein Lächeln möchte ich weiterhin die Beziehung zu Anna stärken. Ich erkläre ihr was wir in der heutigen Therapieeinheit machen werden, damit sich Anna auf die Stunde einstellen kann. Ich habe mich bewusst dazu entschieden Anna in die Rolle eines Hundes schlüpfen zu lassen, da sie viel von ihrem

	piestunde		eigenen Hund erzählt und ich in der Therapie beobachten konnte, das sie sich gerne in die Rolle eines Tieres hinein versetzt.
15:00- 15:05	Bewusstmachung der gemeinsamen Regeln für die Therapieeinheit, Erklärung der Aufgabe die ich für Anna vorbereitet habe. Erklärung der einzelnen Stationen des Parcours.	Ich erarbeite gemeinsam mit Anna an welche Regeln sie sich in der Therapie halten soll und auf was sie bei dem Spiel achten soll. Ich gehe mit Anna zu jeder einzelnen Station und beschreibe ihr diese bzw. werde ihr die Aufgabe, wenn notwendig, vor machen. Ich erkläre Anna das selbstgestaltete Bild des Hundes und zeige ihr, auf was sie achten muss und was sie sich später merken muss an diesem Bild.	Ich erarbeite mit Anna gemeinsam Regeln für die Stunde, um Struktur zu schaffen und Anna damit Sicherheit zu vermitteln. Außerdem möchte ich Anna darin schulen, ihr impulsives Verhalten besser zu regulieren und ihre Regeleinhaltung fördern. Ich werde mit ihr gemeinsam die Regeln erarbeiten, indem ich sie frage was sie meint, welche Regeln für die Stunde wichtig sind. So beziehe ich sie aktiv mit ein. Zeigt Anna hinsichtlich der Regeln im Verlauf der Therapieeinheit ein angemessenes Verhalten werde ich durch verbale positive Verstärkung loben. Sollte Anna die Regeln nicht befolgen, werde ich ihr dies verbal verdeutlichen und sie an die gemeinsamen Regeln erinnern. Die einzelnen Stationen gehe ich mit Anna durch, damit sie an jeder Station genau weiß, was sie machen soll. Vormachen werde ich die Übung nur, wenn ich den Eindruck habe, dass sie die Aufgabenstellung nicht richtig verstanden hat.
15:05- 15:20	Der „Hunde" Parcour mit verschiedenen Stationen und Aufgaben	Zu Beginn werde ich mir mit Anna das Hundebild anschauen und gemeinsam überlegen welchen Gegenstand sie sich als erstes merken soll. Dann bitte ich Anna diesen Gegenstand mit einer speziellen Farbe auszumalen. Ich achte darauf, dass Anna ihren Stift im 3-Punktgriff und ihr Handgelenk in einer leichten Dorsalextension hält. Das sie eine aufrechte Sitzposition einnimmt, Stuhl und Tisch an dem Anna arbeitet auf ihre Körpergröße angepasst sind. Sie ihr Bild leicht schräg zu ihrer rechten Hand legt, mit der sie malt. Wenn nötig werde ich Anna eine Smiley auf ihre Hand malen. Wenn nötig werde ich ihr eine Stifthaltung im Dreipunktgriff vormachen oder ihr eine Griffverdickung anbieten. Ebenso werde ich sie wenn nötig nach Affolter beim	Ich habe mich dazu entschieden, Anna eine zusätzliche Konzentrationsaufgabe während des Durchlaufen des Parcours zu stellen, um ihre Merkfähigkeit und Konzentrationsfähigkeit zu schulen. Anna soll jeden Gegenstand, den sie sich merken soll zunächst ausmalen. Zum einen weil sie sich somit den Gegenstand besser merken kann, da sie sich länger mit ihm beschäftigt und zum anderen, weil ich sie somit bezüglich ihrer Stifthaltung schulen kann und diese trainieren kann. Sie soll eine spezielle Farbe dafür verwenden, da der gesuchte Gegenstand im Parcour ebenfalls diese Farbe aufweisen wird. Dadurch möchte ich Anna die Aufgabe, sich den Gegenstand zu merken, vereinfachen. Ich achte auf alle wichtigen Aspekte der Graphomotorik um diese adäquat zu verbessern. Bei Schwierigkeiten werde ich hier durch den Smiley, das Vormachen und durch das Führen gezielte Hilfestellung bieten ihr Hangelenk in einer leichten Dorsalextension zu halten. Ich lobe sie gezielt wenn sie sich bemüht

Malen führen. Während Anna den „Hunde" Parcour durchläuft, bleibe ich immer an ihrer Seite. Bei der ersten Station muss sich Anna mit beiden Händen in Bauchlage kräftig über eine Bank ziehen Bei der zweiten Station muss Anna sich auf die MABC-2 Matten setzen und immer einen gemerkten Gegenstand des Hundes Angeln und muss dabei ihre Mittellinie überkreuzen.

An der dritten Station soll Anna über einen kleinen Holzweg balancieren. An der vierten Station soll Anna benennen an welchem Körperteil der Hund gebürstet werden muss. Wenn Anna es schafft jede einzelne Station nach einander zu durchlaufen, werde ich sie gezielt loben. Am Ende der Stationen findet Anna ein weiteres Bild eines Hundes, indem allerdings die zuvor vorgemerkten Gegenstände fehlen, die sie beim Durchlaufen des Parcours gesammelt hat. Nun soll sie die Gegenstände an dem zweiten Plakat an der richtigen Stelle aufkleben. Ich frage Anna ob sie weiß, ob sich die Sonne beispielsweise über dem Hund, vor dem Hund oder unter dem Hund befindet. Wenn nötig werde ich sie verbal dabei unterstützen, indem ich ihr gezielte hinleitende Fragen stelle, wie beispielsweise „Wenn der Hund hoch zum Himmel schauen würde, was würde er die Sonne dann sehen?" Wenn Anna es schafft sich gut zu konzentrieren und sich die Gegenstände und dessen Positionen gut merkt, werde ich sie gezielt dafür loben. Wenn Anna sich unzureichend konzentriert, werde ich ihr zwischendurch verbale Hilfestellung geben, in dem ich sie frage, ob sie

um ihr eine positive Rückmeldung zu bieten und sie zu motivieren. Ich bleibe beim Durchlaufen des Parcours bewusst an Annas Seite um ihr Sicherheit zu vermitteln und gerade bei Balanceübungen, wenn nötig, Hilfestellung zu geben, in dem ich sie bei Sturzgefahr festhalte. Anna muss sich bei der ersten Station in Bauchlage über eine Bank ziehen, da ich in dem Parcours propriozeptive Reize setzten möchte um ihre Kraftdosierung und ihr Körperschema zu verbessern. An der zweiten Station möchte ich Annas Bilateralintegration verbessern, da sie bei dieser Übung ihre Mittellinie überkreuzen muss um die Gegenstände zu Angeln. Da Anna fest auf dem Boden sitzen bleiben soll, möchte ich Anna dran hindern, dass sie ihren Körper verschiebt und somit vermeidet ihre Mittellinie zu verschieben. Außerdem möchte ich hier ihre Figur-GrundWahrnehmung schulen, da sie hier bestimmte Gegenstände aus anderen herausselektieren muss.

An der dritten Station lasse ich Anna bewusst über einen kleinen Holzweg balancieren um gezielte vestibuläre Reize zu setzten und somit ihre vestibuläre Wahrnehmung zu verbessern. An der vierten Station, möchte ich nochmals Annas Körperschema verbessern, indem sie mir Körperteile nennt und ich diese mit einer Bürste abbürste. An dem zweiten Bild des Hundes frage ich Anna gezielt, ob sie weiß wo sich die gesammelten Gegenstände im Bezug zu dem Hund befinden um ihre Wahrnehmung der Räumlichen- Beziehung (Präpositionen) zu schulen. Ich lobe sie gezielt an dieser Stelle, wenn sie sich gut konzentriert um ihr eine positive Rückmeldung auf ihr Verhalten zu bieten und somit dieses Verhalten zu verstärken. Sollte Anna sich die Gegenstände und Positionen nicht merken können, werde ich zwischendurch durch gezieltes Nachfragen, wie z.B: „weißt du noch was du dir merken solltest?" verbale Hilfestellung bieten und sie an die Aufgabenstellung erinnern. Ich lobe Anna gezielt wenn sie sich an den Ablauf der einzelnen Stationen hält um ihr eine positive Rückmeldung zu geben, Wenn

		noch wisse, was sie sich merken soll. Sollte Anna ihr impulsives Verhalten nicht steuern können, werde ich sie verbal daran erinnern, dass sie immer jede Station durchlaufen muss.	Anna sich nicht an die einzelnen Stationen hält, werde ich auch verbale Rückmeldung bieten um auch ihr ihr Regelverhalten zu schulen.
15:20-15:30	Gemeinsames Aufräumen und Abschlussgespräch.	Ich bitte Anna gemeinsam mit mir aufzuräumen. Zum Abschluss setze ich mich mit Anna und dem Hundebild noch mal auf den Boden um mit ihr die Therapieeinheit zu reflektieren. Ich frage Anna wie es ihr gefallen hat. Ich hebe positive Aspekte hervor die Anna besonders gut gemacht hat in der Therapie.	Ich möchte gemeinsam mit Anna aufräumen um Anna mit in die Betätigung des Aufräumens einzubeziehen und diese Fähigkeit von Kindern zu Hause, im Kindergarten oder auch in der Schule gefordert wird. In der gemeinsamen Reflexion der Therapie frage ich Anna wie ihr die Therapie gefallen hat um auch für mich als Therapeut eine Rückmeldung zu erhalten, ob ich für Anna eine motivierende Therapieeinheit gestaltet habe. Positive Aspekte der Therapie hebe ich hervor um Anna einen positiven Abschluss der Therapie zu bieten und sie weiterhin zu motivieren.

6.4 Sozialform / Methode / Medium

Für die Therapie mit Anna wähle ich die Einzeltherapie, um individuell auf ihr Betätigungsproblem einzugehen. Außerdem kann ich somit konkreter auf ihre Bedürfnisse eingehen. Ich wähle die Einzeltherapie, da sich Anna schnell ablenken lässt. Dieses Setting bietet bessere Bedingungen um sich auf sich selbst zu konzentrieren. Für die Therapie mit Anna wähle ich die wahrnehmungsbasierte Methode. Durch gezielte propriozeptive, vestibuläre und visuelle Reize möchte ich erreichen, dass Anna ihre Wahrnehmung verbessert, was die Grundlage für ihre feinmotorischen und graphomotorischen Fähigkeiten ist. Eine gezielte Förderung der Wahrnehmungsbereiche wird sich positiv auf ihre Konzentrationsfähigkeit auswirken. Zum anderen wähle ich die Kompetenzzentrierte Methode, da ich nach dieser Stunde erreichen möchte, dass Anna ihre Stifthaltung verbessert und ihr Handgelenk in einer leichten Dorsalextension hält. Beide Methoden kombiniert, ermöglichen mir eine ganzheitliche Therapie für Anna aufzubauen. Als Medium verwende ich einen Parcour, den Anna durchlaufen soll, da sie sich gerne viel Bewegt und ich somit ihre intrinsische Motivation aufgreife.

6.5 Material / Werkzeug / Hilfsmittel

Zwei große selbstgestaltete Bilder eines Hundes auf zwei Pappen, ausgeschnittene Pappteile (Baum, Blume, Knochen, Sonne, Wolke), verschiedene Bunte Stifte, eine Griffverdickung, einen Tisch und Stuhl, eine Griffverdickung, einen Pritt-Stift, eine Angel mit Magnet, eine Holzbank, ein Holzweg, eine Bürste sowie MABC2-Matten.

6.6   Arbeitsplatzgestaltung

Mit Anna werde ich im großen Bewegungsraum der Praxis arbeiten. Vor Beginn der Therapie werde ich darauf achten, das gut gelüftet ist und gute Lichtverhältnisse herrschen. Ich werde drauf achten, dass Fenster und Tür, wenn möglich, während der Therapie geschlossen bleiben, da Anna sich sehr schnell von akustischen Reizen ablenken lässt. Stolpergefahren, z.B. durch Therapiematerialien, werde ich wegräumen. Wenn Anna am Tisch arbeitet, werde ich drauf achten, dass sie eine ergonomische Sitzhaltung einnehmen kann, indem ich die Höhe des Tisches und des Stuhls auf ihre Körpergröße anpasse. Meine Dozentin und meine Anleiterin bitten ich, mit etwas Abstand zu uns, vor der Türe zu sitzen, damit sie alles gut beobachten können aber Anna nicht zu sehr von ihnen abgelenkt ist (siehe Skizze im Anhang).

7.   Vorschläge für weiteres ergotherapeutisches Vorgehen

Meines Erachtens sollte mit Anna weiterhin an ihren fein- und graphomotorischen Fähigkeiten gearbeitet werden. Da sie zurzeit das Malen eher vermeidet finde ich es wichtig, diese Kompetenz auszubauen, da spätestens in der Schule viel mit Stift und Papier gearbeitet wird. Um den Schreiberwerb frühzeitig zu unterstützen, halte ich es für sinnvoll durch spezielle Übungen, wie beispielsweise Malübungen, Schwungübungen oder auch durch den Gebrauch/ Einsatz von Hilfsmittel, wie z.B. Griffverdickungen, ihre graphomotorischen Fähigkeiten zu verbessern. Gerade weil bei Anna eine Wahrnehmungsverarbeitungsstörung diagnostiziert ist, sollte auch weiterhin die Sensorische Integration mit Anna im Fokus der Therapie steht. Speziell auf die Graphomotorik bezogen sollte durch gezielte Übungen, wie z.B. Spiele zur Visoumotorik, zur Wahrnehmung von Raum Lage oder auch zur Figur-Grund Wahrnehmung durchgeführt werden. Außerdem halte ich es für besonders wichtig, weiterhin mit Anna an ihrer Konzentrationsfähigkeit zu arbeiten. Meines Erachtens ist es wichtig, dass Konzentrationsübungen durchgeführt werden, damit sie ihre Kompetenzen darin stärken kann. Ich würde im weiteren Verlauf der Therapie auch immer mal wieder mit anderen Kindern zusammen therapieren. Dadurch könnte ich ein realistischeres Therapiesetting schaffen, in dem Anna mit mehreren Kindern in einem Raum ist und von ihr gefordert wird, sich zu konzentrieren. Leider konnte ich Anna in meiner Vorbereitung nicht im Kindergarten besuchen, da der Kindergarten dies leider, wegen der kurzen Organisationszeit, nicht erlaubte. Im weiteren Verlauf würde ich das jedoch als sehr wichtig erachten um einen besseren Eindruck von ihr in ihrem Kindergartenalltag zu erhalten. Um Anna ganzheitlich zu unterstützen, würde ich ebenfalls vorschlagen, die Mutter und die Geschwister von Anna zu beraten, wie sie Anna gezielt durch Aktivitäten fördern können.

Anhang I (Tabelle: Ergotherapeutische Zielsetzung)

Richt- Rehaziel Betätigungsziel	Grobziele Betätigungsziele	Feinziele Betätigungsziele
	Nach zehn Therapieeinheiten malt Anna in der Therapie selbstständig ein Motiv ihrer Wahl aus und bleibt dabei in den vorgegebenen Begrenzungen	Nach drei Therapieeinheiten malt Anna selbstständig freies Bild ihrer Wahl und hält dabei ihr Handgelenk in einer leichten Dorsalextension.
		Nach drei Therapieeinheiten malt Anna ein Bild ihrer Wahl aus und hält dabei ihren Blick auf das Blatt gerichtet. Sie schweigt dabei.
Nach einem Jahr füllt Anna ihre Rolle als Schülerin einer Grundschule in den Bereichen Graphomotorik, Konzentration, und Regelverhalten altersentsprechend aus.		Nach vier Therapieeinheiten malt Anna, mit verbaler Hilfestellung durch den Therapeuten und einem Stift ihrer Wahl, eine vorgegebene gerade Linie nach und malt insgesamt nur dreimal über die Linie hinaus.
	Nach 11 Therapieeinheiten spielt Anna in der Therapie mit drei weiteren Kindern ein Gesellschaftsspiel. Anna bemerkt dabei selbständig wann sie an der Reihe ist.	Nach vier Therapieeinheiten, spielt Anna in der Therapie mit dem Therapeuten für 15 Minuten ein Gesellschaftsspiel. Anna stellt dabei nur zweimal Zwischenfragen die inhaltlich nicht zum Spiel passen.
		Nach drei Therapieeinheiten spielt Anna mit einem anderen Kind das Spiel Halligalli für ca zehn Minuten und bemerkt dabei selbständig wann sie an der Reihe ist.
		Nach vier Therapieeinheiten spielt Anna mit der Therapeutin das Spiel Mensch ärgere dich nicht über einen Zeitraum von 15 Minuten. Die Therapeutin muss Anna nur drei Mal verbal auffordern, dass sie an der Reihe ist.
	Nach sechs Therapieeinheiten hält sich Anna, mit verbaler Hilfestellung durch den Therapeuten, in der Therapie an mindestens vier vereinbarten Regeln.	Nach drei Therapieeinheiten bleibt Anna in der Therapie selbstständig für 15 Minuten ruhig auf ihrem Stuhl sitzen während sie eine Konzentrationsübung durchführt.
		Nach zwei Therapieeinheiten befolgt Anna selbstständig in einer Therapie zwei von dem Therapeuten festgelegten Regeln.
		Nach einer Therapieeinheit verfolgt Anna aufmerksam eine Unterhaltung zwischen dem Therapeuten und ihrer Mutter und stellt erst eine Frage, wenn die Unterhaltung beendet ist.

Anhang II (Skizze Arbeitsplatz)

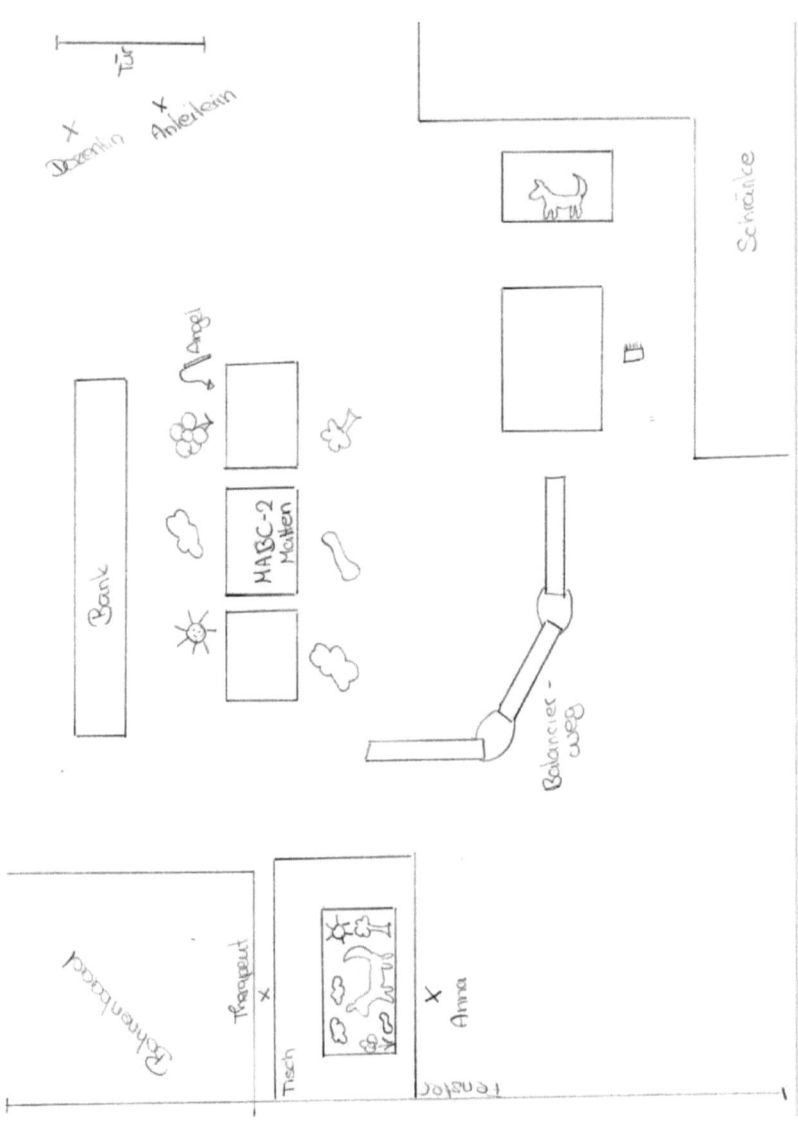

Anhang III (Literaturverzeichnis)

Axtmann, R.; Kühne, H.; Kull, C.; Rosenkötter, H.; Weyhreter, H.:

Qualität in der Sozialpädiatrie – Umschriebene Entwicklungsstörung im SPZ. Publikation, Ludwigsburg 2007, Deutsche Gesellschaft für Sozialpädiatrie und Jugendmedizin e.v.

Becker, Heidrun; Steding-Albrecht, Ute:

Ergotherapie im Arbeitsfeld Pädiatrie. 1. Aufl., Stuttgart 2006, Thieme Verlag.

Becker, Heidrun; Walkenhost, Ursula:

Fallbuch zur Ergotherapie in der Pädiatrie. 1. Aufl., Stuttgart 2009, Thieme Verlag.

DIMDI Deutsches Institut für Medizinische Dokumentation und Information:

https://www.dimdi.de/static/de/klassi/icd-10-gm/kodesuche/onlinefassungen/htmlgm 2015/block-f80-f89.htm. (Zugegriffen Februar 2017).

Hoffmann, Birte:

Förderdiagnostik – Motorik u. Körperwahrnehmung – 9 Beobachtungsstationen mit Auswertung und Fördermaßnahmen. Buxtehude 2009, Persen Verlag GmbH.

Kisch, Andrea; Pauli, Sabine:

Schreibstörungen bei Kindern erkennen und behandeln – Das Praxisbuch für Therapie und Pädagogik. 1. Aufl., Dortmund 2014, Verlag modernes lernen.

Nacke, Angela:

Ergotherapie bei Kindern mit Wahrnehmungsstörungen. 2. Aufl., Stuttgart 2010, Thieme Verlag.

Remschmidt, Helmut:

Kinder- und Jugendpsychiatrie – Eine praktische Einführung. 6. Aufl., Stuttgart 2011, Thieme Verlag.

Rosenkötter, Henning:

Umschriebene Entwicklungsstörung im SPZ. Ludwigsburg 2007, Publikation: Deutsche Gesellschaft für Sozialpädiatrie und Jugendmedizin e.V.

Unterrichtsmaterialen Döpfer Schulen NPBK:

Renate Rixius, Sarah Novak. Köln 2016.

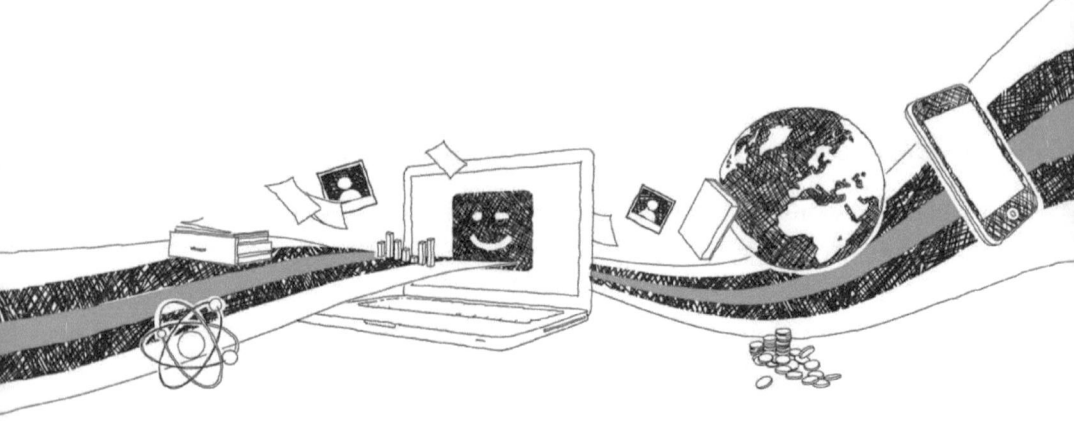